Sitzungsberichte des Plenums
und der problemgebundenen Klassen
der Deutschen Akademie
der Wissenschaften zu Berlin

1
1971

Harald Dutz

Probleme der Organtransplantation

AKADEMIE-VERLAG · BERLIN

Sitzungsbericht des Plenums
und der problemgebundenen Klassen
der Deutschen Akademie
der Wissenschaften zu Berlin

Jahrgang 1971 Nr. 1

Harald Dutz

PROBLEME DER ORGANTRANSPLANTATION

Hans Gummel

Diskussionsbemerkungen

AKADEMIE-VERLAG · BERLIN
1971

Vortrag gehalten von Herrn Harald Dutz
in der Sitzung des Plenums
der Deutschen Akademie der Wissenschaften zu Berlin
am 19. März 1970

Herausgegeben im Auftrage
des Präsidenten der Deutschen Akademie
der Wissenschaften zu Berlin
von Vizepräsident Prof. Dr. Werner Hartke

Erschienen im Akademie-Verlag GmbH, 108 Berlin, Leipziger Str. 3–4

Lizenznummer: 202 · 100/630/71 · Karte: 381/71
Herstellung: IV/2/14 VEB Werkdruck, 445 Gräfenhainichen/DDR · 3665
Bestellnummer: 2010/71/2/ ES 17 H
EDV: 761624 8
3,50

Probleme der Organ-Transplantation

Organ-Transplantation und Organ-Ersatz durch künstliche Organe beschäftigen seit mehr als 10 Jahren die medizinische Wissenschaft in breitem Maße und erwecken – bedingt durch einige spektakuläre Erfolge, wie eine erfolgreiche Herztransplantation mit einer Überlebenszeit von mehr als einem Jahr – auch das Interesse der Öffentlichkeit, nicht nur wegen der erzielten Erfolge, sondern auch wegen der mit der Durchführung von Transplantationen lebenswichtiger Organe verbundenen ethischen und rechtlichen Fragen. Dieses Problemgebiet stellt einen Teil der Medizin der Zukunft dar, so daß es gerechtfertigt erscheint, in einer kurzen Übersicht den derzeitigen Weltstand und auch den Stand in der DDR zu skizzieren und künftige Entwicklungslinien aufzuzeigen.

Das Translpantations-Problem bewegt die Gemüter der Menschen schon seit Jahrhunderten. So wird in der Legenda aurea des 13. Jahrhunderts darüber berichtet, daß die Schutzheiligen der Ärzte, COSMAS und DAMIAN, einem mit einer Beingeschwulst behafteten Christen das Bein eines toten Äthiopiers erfolgreich transplantierten. Das Bein heilte ein, und die Illustration in der Legenda zeigt überzeugend die schwarze Haut des Transplantats sowie die mit der Operation beschäftigten Heiligen. Zu damaliger Zeit hatte man offenbar weder religiöse noch ethische Bedenken, Leichenteile zu verwenden – Fragen, die z. Zt. noch in streng katholischen oder islamischen Ländern zu Bedenken Anlaß geben; auch die Rassenfrage, die bei der Herztransplantation in Südafrika eine gewisse Rolle spielte, stellte im 13. Jahrhundert kein Problem dar.

Übrigens ist die Gliedmaßen-Transplantation, die im Zeitalter der Verkehrs-und Betriebsunfälle von großer Bedeutung werden kann, – bis auf Möglichkeiten des Autotransplantantas, bei dem abgerissene eigene Gliedmaßen wieder erfolgreich eingesetzt werden – noch nicht versucht worden, weil ein Grundproblem der Transplantation von homologen Geweben, die Immunokompatibilität, bisher nur unzureichend gelöst ist. Während bereits im vorigen Jahrhundert Hauttransplantate am gleichen Patienten mit Erfolg durchgeführt wurden, mußte man feststellen, daß

Hauttransplantate von anderen Menschen regelmäßig abgestoßen (rejiziert) wurden. Die hierbei auftretenden Rejektionsmechanismen werden durch genetisch verankerte und an bestimmten Chromosomenabschnitten lokalisierte Transplantations-Antigene über eine Antikörperbildung in Gang gesetzt. Sie bedingen entzündliche Reaktionen im Transplantat und führen dadurch zu seiner Abstoßung nach einer Zeitspanne von etwa 5–7 Tagen. Nur bei völliger genetischer Identität, also bei Transplantationen zwischen eineiigen Zwillingen, ist mit reaktionsloser Einheilung zu rechnen. Das gelang 1927 erstmals dem Chirurgen BAUER mit Hauttransplantaten und 1954 MURRAY in Boston mit einer Nieren-Transplantation. Die tierexperimentelle Problematik der Nierentransplantation wurde schon vor dem ersten Weltkrieg bearbeitet, wobei CARREL 1911 nachwies, daß Autotransplantate bei Hunden lange überlebten und funktionstüchtig blieben, während Homotransplantate regelmäßig nach kürzerer oder längerer Zeit abgestoßen wurden.

Der experimentellen Forschung ist es in den letzten Jahren zunehmend gelungen, die genetischen und molekularbiologischen Aspekte der Transplantationsimmunologie einer Klärung näher zu bringen. Die Ergebnisse dieser ausgedehnten Grundlagenforschung in einer Reihe von immunologischen Instituten des Auslandes sind von zunehmender praktischer Bedeutung für die Auswahl geeigneter Spender und Empfänger geworden, wobei es darauf ankommt, einen möglichst hohen Grad der Histokompatibilität zu erreichen. Weiterhin gilt es, auf Grund der Kenntnis der Rejektionsmechanismen wirkungsvolle Mittel zu finden, welche die Rejektion verhindern oder zumindest verzögern (immunosuppressive Substanzen und Antilymphozytenserum); und schließlich besteht die Hoffnung, durch Isolierung der Transplantations-Antigene ihre chemische Struktur zu klären und geeignete Mittel zur Blockierung ihrer Wirksamkeit zu synthetisieren. Erst wenn dieser Traum der Molekularbiologie in Erfüllung geht, könnte ein wesentlicher Aspekt des Transplantationsproblems als gelöst angesehen werden.

Unsere gegenwärtigen Vorstellungen vom Rejektionsvorgang sind in Abb. 1 schematisch dargestellt. Antigenes Material wird aus dem Transplantat, möglicherweise durch Vermittlung von Lymphozyten, zu den immunologisch reagierenden Zentren (Milz, Thymus, Lymphknoten) transportiert und bewirkt dort die Proliferation von kleinen Lymphozyten, die durch die Antigene modifiziert werden, so daß sie, wenn sie ihrerseits wieder in das transplantierte Organ hineingelangen, immunologische Abwehrreaktionen hervorrufen, die letzten Endes zur Zerstörung des Transplantates führen. Neben diesen zellulär fixierten Immunmechanismen spielen auch freie, nicht zellulär fixierte Antikörper eine Rolle.

Über die Lokalisalisation der für die Rejektion verantwortlichen Antigene hat man die Vorstellung entwickelt, daß sie in zwei verschiedenen Subloci LA und 4 der Chromosomen angeordnet sind. (Abb. 2). Die verschiedenen Forschungsgruppen, die auf diesem Gebiet tätig sind, haben sich jetzt auf eine gemeinsame Nomenklatur geeinigt, die von der WHO akzeptiert wurde.

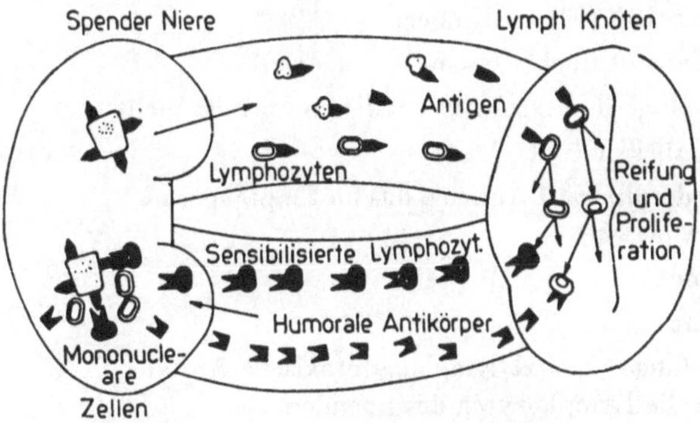

Abb. 1: Mechanismus der Transplantatrejektion

Unter Nichtblutsverwandten ist die Wahrscheinlichkeit einer weitgehenden Identität nur sehr gering, jedoch lassen sich durch Feststellung der wichtigsten Gruppen der Gewebe-Antigene schwerwiegende Unverträglichkeiten weitgehend ausschalten. Hierauf beruht die seit einigen Jahren zunehmend zur Anwendung kommende Gewebs- oder Lymphozyten-Typisierung, die mit Hilfe von Antiseren durchgeführt wird und die es erlaubt, aus einer Gruppe von prospektiven Organempfängern denjenigen herauszufinden, der aufgrund seiner Antigenstruktur am ehesten für eine Transplantation geeignet ist. Die Ausarbeitung von Schnelltesten ermöglicht sogar, die Bestimmung noch zeitgerecht bei Leichenorganen vor der Transplantation durchzuführen.

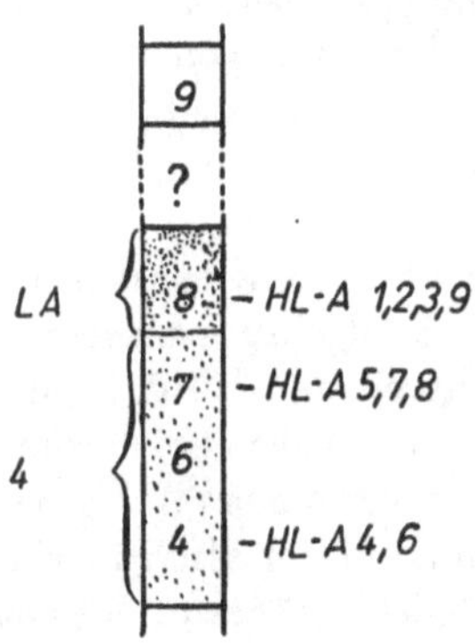

Abb. 2: Lokalisation der wichtigsten Transplantations-Antigene

Auf Grund der Typisierung konnten in mühevoller klinischer und experimenteller Arbeit, unter Auswertung der Transplantationserfolge bei Nierentransplantationen als der bisher größten Gruppe von erfolgreichen Organ-Transplantationen bestimmte Regeln aufgestellt werden, die aus Abb. 3

A1 – Match	HL-A Identität (Geschwister)
A2 – Match	HL-A Identität (Eltern-Kinder)
A3 – Match	HL-A Identität (nichtverwandte Personen)
B – Match	Der Empfänger besitzt Antigene, die im Spender nicht demonstrabel sind
C – Match	Der Spender besitzt 1 Antigen, das im Empfänger nicht demonstrabel ist
D – Match	2 Antigene
E – Match	3 Antigene
F – Match	Der Empfänger besitzt lymphozytotoxische Antikörper gegen die Lymphozyten des Spenders

Abb. 3: Aufstellung über die verschiedenen Stufen der Kompatibilität bei Organ-Transplantationen

hervorgehen. Es ergibt sich aus dieser Aufstellung, daß verschiedene Abstufungen der Verträglichkeit existieren. Eine Transplantation hat kaum Aussicht auf Erfolg, wenn 2 oder mehr Antigene beim Spender vorhanden sind (D-match und E-match), die der Empfänger nicht aufweist oder wenn sich zytotoxische zirkulierende Antikörper gegen die Lymphozyten des Spenders nachweisen lassen (F-match).

Außerdem gelten hier die für Bluttransfusionen gültigen Regeln der Blutgruppen-Verträglichkeit. Jedoch schützt auch eine gute Übereinstimmung in den Gewebsantigenen – insbesondere bei Transplantation von Organen Nichtblutsverwandter, keinesfalls vor Rejektion, da es bei weitem noch nicht gelingt, alle in Frage kommenden Antigene zu bestimmen und zu isolieren.

Auf der anderen Seite wurden auch klinische Fälle berichtet, bei denen – trotz schlechter Übereinstimmung der Antigene – Erfolge zu verzeichnen waren. Da bei einer Transplantation zwischen Nichtverwandten, d. h. also bei jeder Leichenorgan-Transplantation, nur mit einer Wahrscheinlichkeit von $< 1 : 1000$ mit einer vollständigen Übereinstimmung in allen Antigenen zu rechnen ist, kann die Feststellung der Histokompatibilität also nur eine relative Aussage über die voraussichtliche Verträglichkeit gestatten und stärkere Grade der Unverträglichkeit ausschalten. Trotzdem hat die Einführung der Lymphozyten-Typisierung und der Bestimmung von zytotoxischen Antikörpern als Routinemethode der Transplantation zu einer wesentlichen Verbesserung der Resultate geführt.

Die vorstehenden kurzen Ausführungen zu den immunologischen und genetischen Fragen sowie zu den Fragen der Kompatibilitäts-Testung zeigen, daß auf diesem Gebiet vieles im Fluß ist und weitere Klärungen und Fortschritte zu erwarten sind. Auf der anderen Seite aber geht aus ihnen hervor, daß (wiederum mit Ausnahme der eineiigen Zwillinge) in jedem Falle einer Transplantation eine zusätzliche immunosuppressive Behandlung erforderlich ist, um auch mildere Formen der Rejektion zu verhüten. Im allgemeinen kommt es einige Monate nach der Transplatantion unter erfolgreicher immunosuppressiver Behandlung zu einer relativen Immuntoleranz des transplantierten Organs, so daß dann mit der Wahrscheinlichkeit längerer Überlebenszeiten zu rechnen ist.

Für die Verhütung einer Rejektion sind prinzipiell folgende Ansatzpunkte möglich:

1. Versuch, das Transplantat nicht antigen zu machen. Das ist in der klinischen Praxis bisher noch nicht gelungen.
2. Blockierung der Antigene im Bereich des afferenten Schenkels der immunologischen Mechanismen. Die Möglichkeit einer solchen Blockierung durch Antikörper ist wahrscheinlich gegeben. Die chemische Identifizierung der Antigene würde in der Perspektive vielleicht sogar die Synthese solcher blockierender Substanzen ermöglichen.
3. Verhinderung der Erkennung des antigenen Materials durch das immunologisch kompetente lymphoide Gewebe und dadurch Erzielung einer spezifischen Immuntoleranz nur in Hinblick auf die Transplantationsantigene. Auch diese Möglichkeit konnte klinisch noch nicht realisiert werden.
4. Zerstörung der immunkompetenten Zellen oder Inhibition ihrer Funktionen durch unspezifische Einwirkungen. Diese Form des Eingriffes in die Rejektionsmechanismen ist die z. Z. übliche Methodik in der Klinik, für die sich eine Reihe von Möglichkeiten anbietet. Vor einigen Jahren wurde z. B. versucht, durch Ductus thoracicus-Drainage oder extrakorporale Blutbestrahlung die Zahl der Lymphozyten zu vermindern und durch Milz- und Thymusexcision die Bildung von immunkompetenten Zellen zu reduzieren. Man ging sogar soweit, durch subletale Ganzkörperbestrahlung mit Röntgenstrahlen die immunologische Reaktionsfähigkeit zu beseitigen.

Alle diese Methoden sind bei den meisten Transplantationsgruppen zugunsten der Einführung recht gut wirksamer immunosuppressiver Drogen verlassen worden. Hier bieten sich Thiopurine (Azathioprin) als Antimetaboltien an – Substanzen, die auch bei der Behandlung von Leukosen Anwendung finden. Weiterhin wird in Kombination damit ein Cortison-Derivat, im allgemeinen Prednison, aufgrund seiner entzündungsverhindernden Eigenschaften angewandt. Schließlich wird die lokale Röntgenbestrahlung des transplantierten Organs empfohlen. Die Behandlung mit immunosuppressiven Substanzen schädigt jedoch, da sie nicht spezifisch nur an den Transplantationsantigenen angreifen, auch die gesamten übrigen immunologischen Abwehrmechanismen des Organismus, so daß die Gefahr einer Infektanfälligkeit und septischer Komplikationen jederzeit zu berücksichtigen ist. Durch sorgfältige Dosierung muß versucht werden, einen Mittelweg zwischen der drohenden Rejektion und der zu starken Verminderung der allgemeinen Abwehrkraft zu finden. Auch hier haben die klinischen Erfahrungen der letzten Jahre zu Standarddosierungen geführt, die — zusammen mit einer besseren Vorauswahl der Spender aufgrund der Gewebstypisierung — zur Verbesserung der Transplantationsresultate beitrugen.

Als neueste Entwicklung und Hoffnung auf diesem Gebiet kann die Einführung des Antilymphozytenserums, das durch Immunisierung von Pferden mit menschlichen Lymphozyten gewonnen wird, angesehen werden. Sein Wirkungsmechanismus ist noch unklar, wahrscheinlich spielt die Blockierung der immunkompetenten Zellen eine wesentliche Rolle. Auch hier stehen wir noch im Anfangsstadium einer Entwicklung, die noch durch die Schwierigkeit behindert wird, geeignete Testmethoden für die Wirksamkeit des Serums zu finden. Die klinischen Erfolge in Kombination mit immunosuppressiven Drogen scheinen jedoch günstig zu sein, vor allem im Hinblick auf die Verhinderung der gefürchteten Frührejektionen. Mit unerwünschten Nebenwirkungen ist zu rechnen, es sind sogar vereinzelt Fälle von Blastosen beschrieben worden, die im Gefolge einer solchen Behandlung aufgetreten sind.

Weiterhin bleiben noch Möglichkeiten lokaler Einwirkung auf das transplantierte Organ durch Infusion von immunosuppressiven und gerinnungshemmenden Substanzen über die zuführende Arterie.

Diese allgemeinen einführenden Bemerkungen zur immunologischen Problematik als dem wichtigsten ungelösten Problem der Organ-Transplantation und der möglichen Wege zur Beeinflussung der Rejektion werfen gleichzeitig eine Reihe weiterer Fragen für die klinischen Forschung auf diesem Gebiet auf.

Neben der Auswahl der geeigneten Spender und der immunosuppressiven Behandlung sind selbstverständlich die chirurgisch-technischen Aspekte der Transplantation keinesfalls zu vernachlässigen, obwohl sie (wie das Beispiel der vielen erfolgreichen Nieren- und einiger erfolgreicher Herztransplantationen beweist) im allgemeinen noch die geringsten Schwierigkeiten bieten.

Die Problematik der Organkonservierung ist ein Gebiet, das noch wesentliche ungelöste Forschungsaspekte aufweist. Hier sind perspektivische Entwicklungen, die für die Durchführung von Transplantationen von großer Bedeutung sein werden, zu erwarten. Während bei der Lebendspende von Organen – ein Verfahren, das nur bei Transplantationen von paarigen Organen, also bei der Nierentransplantation möglich ist – die Organkonservierung keine große Rolle spielt, da der Zeitpunkt und Ort der Operation vorausberechnet werden können, ist die Konservierung von Leichenorganen ein wichtiges Problem. Zur Zeit gelingt es, bei Nieren durch Unterkühlung und Durchströmung mit geeigneten Flüssigkeiten sowie durch Aufbewahrung unter Sauerstoff-Überdruck, die Organe über mehrere Stunden funktionstüchtig zu erhalten. Es sind reale Ansatzpunkte dafür gegeben, diese Zeitspanne auf etwa 10–20 Stunden heraufzusetzen. Diese Zeitspanne wird organisatorisch dringend benötigt, einmal für die Typisierung der Lymphozyten des Spenders, und für die Auswahl eines geeigneten Empfängers aus einer möglichst großen Zahl von prospektiven Empfängern (bei Nierentransplantationen ist ein Empfängerpool von 300–400 Empfängern wünschenswert, um stets einen gut geeigneten zur Verfügung zu haben); zum anderen erfordert die Heranschaffung des Empfängers oder der Transport des Spender-Organs und die Vorbereitung der Transplantation einige Stunden Zeit. Je länger die Konservierungszeit ausgedehnt werden kann, um so sicherer ist die Auswahl eines geeigneten Empfängers und die ordnungsgemäße Vorbereitung der Transplantations-Operation und ihre Einbeziehung in das reguläre Operationsprogramm möglich.

In der Perspektive besteht ferner die Hoffnung, durch günstigere Zusammensetzung der Durchspülungslösung – z. B. durch Hinzufügung von Substanzen, die den Stoffwechsel des Organs inhibieren – die Überlebensspanne zu verlängern. Auch seitens der Konservierungstechnik besteht, ähnlich wie von Seiten der Immunologie, ein Wunschtraum: Es müßten Techniken gefunden werden, um Organe über Wochen und Monate – vielleicht sogar über Jahre hinaus – zu konservieren und dabei lebensfähig zu erhalten, um dadurch Organbanken zu schaffen. Die technische Möglichkeit der Tiefkühlung, die nur bei Einzelzellen bisher erfolgreich angewandt werden konnte, erlaubt leider noch keine Anwendung auf die Konservierung ganzer Organe ohne Zerstörung der Zellen und Gewebestrukturen. Auf diesem Gebiete sind jedoch auch intensive Forschungsbemühungen im Gange.

Ein anderer wichtiger technischer Aspekt bei der Transplantation ist die zeitweise Übernahme der Funktion des ausgefallenen Organs durch ein künstliches Organ. Diese Möglichkeit ist bisher nur im Hinblick auf die Nieren gelöst. Es gelingt bekanntlich, Patienten über Jahre hinaus mit Hilfe der Künstlichen Niere am Leben zu erhalten und sogar beruflich zu rehabilitieren. Diese Möglichkeit setzt uns in den Stand, jeweils eine ausreichende Zahl von Spendern auf Abruf zur Verfügung zu haben sowie bei Komplikationen in der postoperativen Phase, wo mit einem Versagen des transplantierten Organs zu rechnen ist, die Zeit bis zum Ingangkommen der Funktion des Transplantats zu überbrücken. So hatten wir bei zwei Patienten, denen zu gleicher Zeit die Nieren eines tödlich verunglückten Spenders in der Urologischen Klinik des Krankenhauses im Friedrichshain übertragen wurden, ein Ingangkommen der Nierenfunktion nach 3 Wochen völliger Funktionslosigkeit zu verzeichnen. Auf der anderen Seite kann das künstliche Organ – in diesem Falle also die Künstliche Niere – auch bei späteren Rejektionskrisen und beim Versagen des Transplantats vorübergehend die Organfunktion substituieren. Schließlich besteht die Möglichkeit, bei dauerndem Funktionsverlust des transplantierten Organs (bei nicht beeinflußbarer Rejektion) das Transplantat wieder herauszunehmen und den Patienten mit dem künstlichen Organ, d. h. der Künstlichen Niere, weiterhin am Leben zu erhalten, um ihm dann ggf. erneut ein Transplantat zu geben. Auch diese Möglichkeiten der wiederholten Transplantation wurden in einigen Zentren bereits realisiert.

In bezug auf das Herz sind diese Fragen wesentlich schwieriger zu lösen. Obwohl seit vielen Jahren an Künstlichen Herzen gearbeitet wird, ist bisher nur über kurzdauernde Funktion eines solchen eingesetzten Kunstherzens berichtet worden. Doch auch das kann schon als hoffnungsvoller Erfolg angesehen werden. Hier spielen vor allem die Fragen der Störung durch Blutgerinnung eine Rolle. Weiterhin ist die Anwendung künstlicher sogen. Unterstützungsherzen, zu erwähnen, die zumindest einen Teil der Arbeit des versagenden Herzens übernehmen können.

Das Problem des künstlichen Organersatzes ist bei anderen Organen noch nicht gelöst. Für den Leberersatz ist jedoch erfolgreich die vorübergehende Übernahme der Funktion durch mit dem Blut des Patienten durchströmte Schweineleber erreicht worden. Auch hier sind weitere Entwicklungen, u. U. auch mit Hilfe von Dialyseverfahren, in der Zukunft zu erwarten.

Schließlich müssen neben den immunologischen und technischen Fragen die ethischen und juristischen Probleme erörtert werden, die mit der Organtransplantation zusammenhängen. Sie haben in vielen Ländern sowohl in der Laienpresse als auch in Fachkreisen zu teilweise leidenschaftlichen Diskussionen geführt. Mit zunehmenden eindeutigen Erfolgen auf dem Gebiet der Nierentransplantation, also mit dem gesicherten Nachweis, daß zumindest auf einem Gebiet die Transplantation aus dem Stadium des klinischen Experiments in die klinische Praxis überführt werden konnte und bereits vielen Hunderten von Menschen eine sinnvolle Lebensverlängerung ermöglicht hat, ist eine Reihe ursprünglicher Bedenken in Wegfall gekommen. Es hat sich auch durch wirkungsvolle Aufklärung der Bevölkerung eine Reihe von Vorurteilen und Befürchtungen gerade bei der Transplantation von Leichenorganen beseitigen lassen, so daß in einigen Ländern entsprechende juristische Klärungen herbeigeführt wurden. Ohne auf diesem Gebiet zu sehr ins Detail gehen zu wollen, kann man den gegenwärtigen Stand folgendermaßen charakterisieren: Bei Lebendspenden von Organen müssen Spender und Empfänger eingehend und ernst auch auf die Gefahren und das mögliche Mißlingen der Transplantation hingewiesen werden. Entscheidend ist, daß auf den Spender keinerlei moralischer oder auch finanzieller Druck, vor allem von der Seite der Familie, ausgeübt wird.

Unmündige sollten keinesfalls als Spender genommen werden. Dem Spender muß die Möglichkeit gegeben sein, sich auf Grund einer vertrauensvollen Aussprache mit dem Arzt noch jederzeit, unter dem Vorwand z. B. einer Unverträglichkeit, aus seiner Verpflichtung, die er in der ersten Aufwallung auch der Familie gegenüber gegeben hat, zurückzuziehen. Die objektive Gefährdung bei einer Nierenspende ist bei einem Gesunden, dessen Nierenfunktion selbstverständlich mit allen zur Verfügung stehenden Mitteln eingehend überprüft worden ist, als äußerst gering zu bezeichnen.

Bei der Spende von Leichennieren sind verschiedene Probleme ins Auge zu fassen:

Zunächst das in einigen Ländern bisher juristisch verankerte Einspruchsrecht der Angehörigen gegen eine Organspende, zum anderen in einigen Ländern bisher bestehende Bestimmungen über Wartezeiten zwischen eingetretenem Tod und der Organentnahme. Im allgemeinen sind diese Schwierigkeiten in den meisten Ländern in dem Sinne behoben, daß ein Einspruchsrecht der Angehörigen nur dann geltend gemacht werden kann, wenn der Einspruch vorliegt, so daß sie nach eingetretenem Tode nicht ausdrücklich befragt zu werden brauchen. Die damit verbundenen psychischen und organisatorischen Belastungen hatten in vielen Fällen eine Organspende unmöglich gemacht.

Grundsätzliche Schwierigkeiten auf diesem Gebiet existieren in der DDR deswegen nicht, weil schon seit längerer Zeit eine Sektion, auch eine Sofortsektion (und eine Organspende ist ja juristisch als Citosektion mit Organentnahme anzusehen) rechtlich, auch gegen den Einspruch der Angehörigen, durchgeführt werden kann. Die Reaktion der Öffentlichkeit zu den Fragen der Organspende ist jetzt zunehmend positiv, so daß mit Verständnis und Einwilligung der Angehörigen gerechnet werden kann.

Ein außerordentlich schwieriges Problem ist das des Zeitpunktes der Organentnahme, also der Feststellung des Todes. Hier haben viele Diskussionen, besonders in Anaesthesistenkreisen, stattgefunden, da wiederum die moderne Technik es erlaubt, Partialfunktionen, wie Herz- und Lungenfunktion, noch Tage und Wochen lang mit Hilfe von Apparaturen aufrecht zu erhalten, obwohl mit Sicherheit gesagt werden kann, daß der Gehirntod, der z. Z. als das entscheidende Merkmal des Todes – im Gegensatz zu den früheren Definitionen über den Herztod – angesehen wird, bereits eingetreten ist. Es gibt keine juristische Definition des Todesbegriffes, und die Gesetzgeber in allen Ländern, die sich mit dieser Frage befaßt haben, hüten sich auch, eine solche Definition zu geben. Sie übertragen die Verantwortung für die Feststellung des Todes den behandelnden Ärzten oder einem Ärztegremium, das nach dem neuesten Stand der Wissenschaft diese Frage zu entscheiden hat, und dabei stehen gegenwärtig die eindeutigen Zeichen des Gehirntodes im Vordergrund. Es wird nur eine sehr verständliche Bedingung an die Todesfeststellung geknüpft, nämlich die, daß kein Mitarbeiter des Transplantationsteams daran beteiligt sein darf, um nicht subjektive Wünsche der Ärzte, die einem anderen durch die Organtransplantation das Leben erhalten wollen, in den Vordergrund zu schieben. In unserer Rechtsprechung gilt der Grundsatz, daß das höhere Gut, also die mögliche Erhaltung des Lebens durch eine erfolgreiche Transplantation, den Vorrang vor sonstigen Bedenken hat – vorausgesetzt, daß die Todesfeststellung durch eine unabhängige, sachkundige Ärztekommission erfolgt ist.

Neben diesen juristischen und ethischen Fragen der Organentnahme bei Leichen zum Zwecke der Transplantation und der Todeserklärung bleibt den behandelnden Ärzten die hohe Verantwortung der Indikationsstellung zur Transplantation, die aber bei dem gegenwärtigen Stand der Nierentransplantation mit den gleichen Maßstäben gemessen werden muß wie bei der Indikation zu jedem anderen chirurgischen Eingriff. Allerdings kann hier die Problematik auftreten, daß ein Patient, der durch eine Dauerbehandlung mit der Künstlichen Niere voll rehabilitiert ist, sich so wohl fühlt, daß er das Risiko einer Transplantation nicht ohne weiteres eingehen will. Die letzte Entscheidung hierüber muß der Patient, nach eingehender Aufklärung über Vorteile und Gefahren beider Methoden, selbst treffen: Er sollte keinesfalls zu dieser Entscheidung gedrängt werden. Darüber hinaus wird man, gerade bei Transplantationen, auch mit den Angehörigen sehr eingehend alle Aspekte erörtern müssen.

Wesentlich schwieriger sind die mit der Transplantation zusammenhängenden ärztlichen Entscheidungen im Falle der Herz-Transplantation, weil sie vorläufig noch – solange wir kein wirksames, über längere Zeit funktionstüchtiges künstliches Herz zur Verfügung haben – daran gebunden sind, daß ein noch, wenn auch sehr schlecht funktionierendes Herz entfernt werden und das vorläufig noch sehr große Risiko der Herztransplantation dafür in Kauf genommen werden muß. Aber auch hier sind durchaus Situationen denkbar, in denen der Patient selbst ständiges Herzleiden und ständigen Herzschmerz ohne Aussicht auf Besserung nicht mehr ertragen will und lieber die geringe Chance des Überlebens aufgrund einer Herztransplantation in Kauf nimmt. Es fällt überhaupt schwer, zeitliche Maßstäbe bei dem Abwägen des Gelingens einer Transplantation anzulegen. Unter Umständen kann auch eine Lebensverlängerung über einige Wochen oder Monate für den Patienten sinnvoll und wünschenswert sein, selbst wenn es nicht gelingt, ihn voll zu rehabilitieren.

Abschließend soll anhand einiger Abbildungen der gegenwärtige Stand der Organtransplantation im Weltmaßstab und Stand und Organisationsformen in der DDR dargestellt werden:

Aus Abb. 4 und 5 geht der Stand der Organtransplantation im Weltmaßstab hervor. Aus ihnen ergibt sich, daß die Zahl der Nierentransplantationen weitaus am höchsten ist, wogegen die Transplantationen anderer Organe sich noch im klinischen Versuchsstadium befinden.

	Niere	Leber	Lunge	Pankrea
Gesamtzahl	2100	39	8	
Überlebenszeit 1. Jahr	1000	1	0	0
Längste Überlebenszeit	12 J. Zwill. 10	13 Mon.	18 Tg.	4,5 Mon.

Abb. 4: Nierentransplantationen Stand Dezember 1968

Gesamtzahl: 119 bei 117 Pat.	
Mehr als 1 Monat	51%
Mehr als 6 Monate	12%

Abb. 5: Herztransplantationen Stand März 1969

Die Beziehungen zwischen Lebendspendern und Kadavernierentransplantationen sind nach dem Bostoner Bericht von MURRAY in Abb. 6 dargestellt. Die Überlebenszeit ist bei Verwandtenspenden besser als bei Leichennieren; gleichzeitig ergibt die Auswertung über Jahre hinaus, daß sich die Prognose in den letzten Jahren infolge der oben geschilderten Fortschritte merklich gebessert hat.

In der DDR haben wir in den letzten 10 Jahren, als Voraussetzung für die Nierentransplantation, die wir als einzige Organtransplantation z. Z. durchführen, zunächst ein System von Dialysezentren mit Künstlichen Nieren

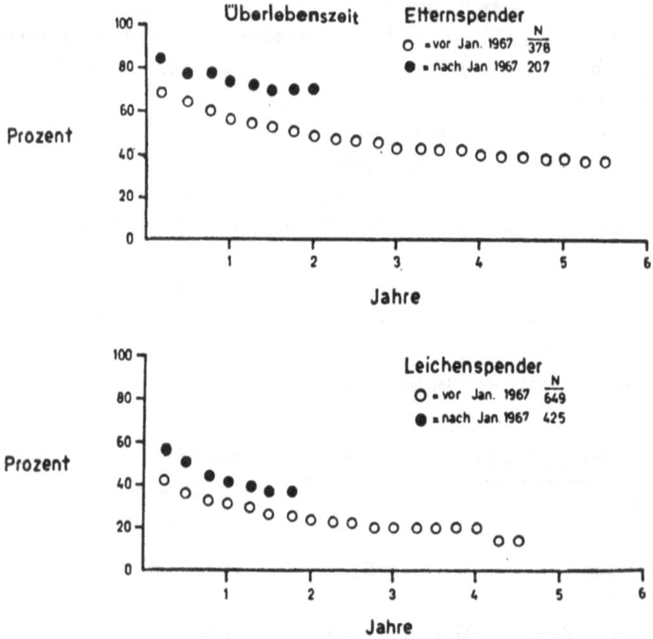

Abb. 6: Überlebenszeit bei Verwandten-Spendern und bei Leichen-Spendern auf Grund der Sammelstatistik von MURRAY

geschaffen (Abb. 7), das es uns gestattet, in der Perspektive eine zunehmende Zahl von Patienten mit chronischem Nierenversagen, deren Nieren also funktionslos sind, am Leben zu erhalten und zu rehabilitieren. Z. Z. bestehen 20 solcher Zentren. In den nächsten Jahren werden wir ihre Zahl auf 22 und die Zahl der Behandlungsplätze auf etwa 200 steigern. Aus diesen Patienten können wir nun die für eine Transplantation geeigneten (im allgemeinen werden etwa 40% aller Dialysepatienten hierfür in Frage kommen) einer Transplantation zuführen. Wir haben bisher in Berlin, in Zusammenarbeit zwischen der Urologischen Klinik des Krankenhauses im Friedrichshain (Direktor Prof. Dr. M. MEBEL) und der II. Medizinischen Klinik der Charité (Direktor Prof. Dr. H. DUTZ) 12 Nierentransplantationen[1] in den letzten beiden Jahren durchgeführt und hoffen, diese Zahl – auf Grund der Einrichtung des neuen Dialyse- und Transplantationszentrums im Krankenhaus im Friedrichshain Ende 1969 – kontinuierlich steigern zu können, so daß wir in der Perspektive etwa 40 Transplantationen im Jahr durchführen können. Da wir jetzt mit Hilfe von Herrn Dr. G. FÜNFHAUSEN (Bezirksinstitut für Blutspende – und

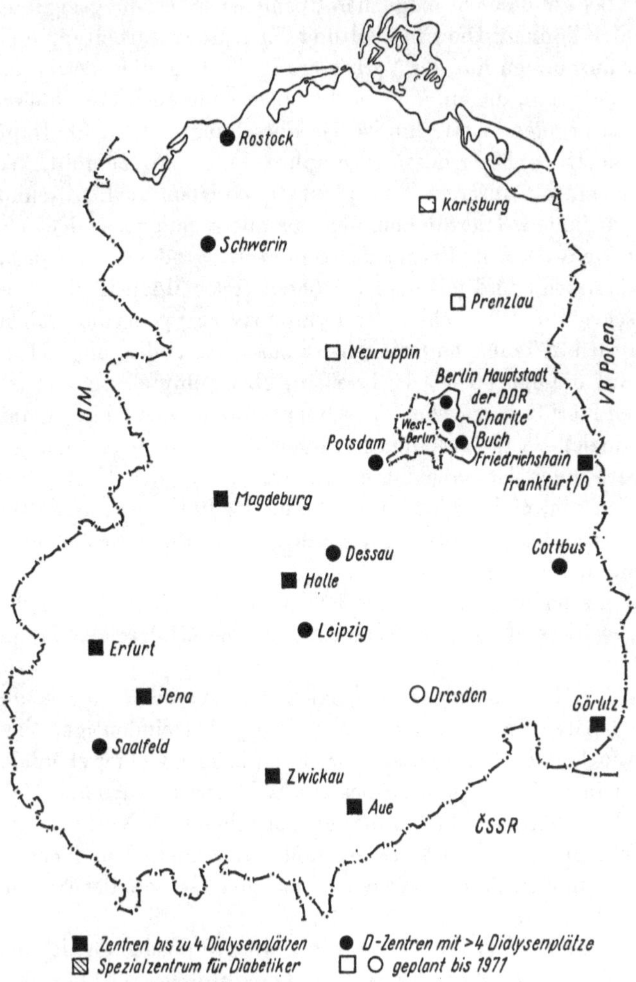

Abb. 7: Dialysezentren der DDR 1970

[1] Stand Nov. 1970: 26 Transplantationen, davon 19 Überlebende mit einer Nachbeobachtungszeit bis zu 3 Jahren.

Transfusionswesen Berlin) die organisatorischen Voraussetzungen für die Typisierung der Lymphozyten geschaffen haben und die letzten Transplantationen bereits auf Grund der Typisierungsergebnisse durchführen konnten, hoffen wir, die Transplantationsergebnisse verbessern zu können. Wir typisieren die Patienten aller Dialysezentren und sammeln die Angaben über sie zentral, so daß wir bei anfallenden möglichen Spendern sofort die geeigneten Empfänger auswählen können. Die Einschaltung der Datenverarbeitung hierfür ist vorgesehen. Zusammen mit der Verbesserung der Organkonservierung werden wir in der Lage sein, die anfallenden Spendeorgane auch aus anderen Orten nach Berlin zu bringen. Weiterhin ist das Forschungsinstitut für Impfstoffe Dessau um die Herstellung des Antilymphozytenserums bemüht. Wir werden aber versuchen, mit unserem Transplantationssystem auch Anschluß an andere Länder zu finden. Hierfür kommen vor allem einige sozialistische Länder, aber auch Schweden in Frage, das seinerseits großes Interesse an einer Zusammenarbeit zeigt und mit dem wir bereits gute Möglichkeiten des Erfahrungsaustausches auf dem Gebiet der Lymphozytentypisierung haben. Als weiteres Zentrum für Transplantationen ist zunächst Halle vorgesehen. Die Entwicklung auf diesem Gebiet wird zeigen, ob es empfehlenswert ist, noch andere Zentren hierfür vorzusehen. Vorläufig erfordert der große organisatorische und finanzielle Aufwand, der naturgemäß mit dem Aufbau der Transplantation verbunden ist, eine klare Konzentrierung der Kräfte und Mittel auf wenige Zentren, nicht zuletzt zum Wohle der Patienten, deren Behandlungsergebnisse wesentlich besser sein werden, wenn diese Erfahrungen nur an wenigen Kliniken gesammelt werden.

Im Hinblick auf die weitere Perspektive ist zu sagen, daß die Leber das nächste Organ ist, welches am ehesten Chancen für eine erfolgreiche Transplantation bietet.

Auf dem Gebiet der Herztransplantation haben wir uns entschlossen, die Entwicklung der nächsten Jahre abzuwarten und erst bei eindeutiger Verbesserung der internationalen Ergebnisse dieses komplizierte Gebiet ebenfalls aufzunehmen. Auch in anderen Ländern besteht z. Z. eine abwartende Haltung. Nach meiner Einschätzung können hier nur entscheidende Verbesserungen auf dem Gebiete der Immunsuppression und des Künstlichen Herzens zu ähnlich guten Ergebnissen führen, wie wir sie auf dem Gebiete der Nierentransplantation bereits haben.

Ich hoffe, durch diese Darlegungen gezeigt zu haben, daß das Gebiet der Organtransplantation, insbesondere das bei uns bereits in Entwicklung befindliche Gebiet der Nierentransplantation, nur im Rahmen eines Gesamtsystems gesehen werden kann, das von den Dialysezentren über die Transplantationszentren bis zur angewandten Immunologie als geschlossene Einheit angesehen werden muß und das seinerseits wichtige und interessante Anforderungen an die Grundlagenforschung auf dem Gebiet der Immunologie sowie auch an die Technik stellt. Es bedarf keiner besonderen Erwähnung, daß – ausgehend von unseren Dialysezentren – die prophylaktische Arbeit auf dem Gebiet der Nierenerkrankungen so verstärkt werden muß, daß nach Möglichkeit die Spätschäden der Niereninsuffizienz immer seltener werden.

Im Prognosezeitraum bis zum Jahre 2000 dürfte jedoch, ebenso wie auf dem Gebiet der Herz- und Kreislauferkrankungen, noch immer – trotz aller prophylaktischen Bemühungen – eine genügende Zahl von Patienten zu erwarten sein, welche die Weiterentwicklung so komplizierter Behandlungsmethoden, wie die der Organtransplantation, rechtfertigen.

Disskussionsbemerkung des OAM H. Gummel

Wir haben hier von Herrn Dutz seine Einstellung zu den Problemen der Organ-Transplantationen gehört wie auch die ungeheure Perspektive, die die Transplantations-Chirurgie heute in der Medizin eröffnet. Leider muß ich als Chirurg, der sich selbst mit der Lebertransplantation bei vietnamesischen Schweinen abmüht, etwas Wasser in den „schönen Wein" gießen. Auf keinen Fall eignen sich, wie die Stellungnahme der Berliner Chirurgischen Gesellschaft es richtig aussagte, die Organ-Transplantationen für das Publizitätsbedürfnis einzelner Chirurgen.

Wir können heute feststellen, daß die Frage der Organtransplantation zwar kein technisches Problem mehr ist, daß das immunologische Problem, nämlich die restlose Einbeziehung des übertragbaren Organs in das System des Empfängerorganismus mit allen seinen Regulationsmechanismen, bisher jedoch nicht gelöst werden konnte. Die körperfremden Organe werden nach kurzer oder längerer Zeit als solche erkannt und abgestoßen. Diese Abstoßungskrisen konnten bisher immunologisch mit keiner Methode überwunden werden. Die bis heute eingesetzten Stoffe zur Unterdrückung der immunologischen Abwehrreaktionen, vor allen Dingen Immuran und ALS (Antileukozytenserum) sind selbst für den Empfängerkörper sehr differente Stoffe mit allen Folgen einer spezifischen Giftwirkung bzw. sogar kanzerogenen Wirkung. Im Januar 1970 hat eine Studiengruppe der amerikanischen Regierung in Washington offiziell zu den Ergebnissen der 150 bisherigen Herztransplantationen Stellung genommen. Danach befindet sich die Herzverpflanzung noch im Versuchsstadium. Es ist kein einziger Dauererfolg aufzuweisen. Natürlich wird man trotzdem weiter versuchen, die Hindernisse der Gewebsunverträglichkeit zu überwinden, da es manchmal gelingt, das Leben zu verlängern.

Von den 134 Patienten, welche die Operation überlebten, konnten 2 länger als 12 Monate am Leben erhalten werden; 25% lebten länger als 6 Monate. Einige Patienten konnten angeblich sogar wieder arbeiten. Inwieweit das Leben aller dieser Patienten aber wirklich lebenswert gewesen ist, möge dahingestellt sein.

Als BANARD das Herz seines nach 19 Monaten verstorbenen Patienten BLAIBERG untersuchte, mußten er und mit ihm die ganze Herzchirurgie eine bittere Enttäuschung erleben. Die Todesursache war angeblich die gleiche, an der BLAIBERG eigentlich schon 1968 hätte sterben müssen, zu welchem Zeitpunkt er mehrere Herzinfarkte hinter sich hatte, nämlich eine schwere Koronarsklerose. Es war ihm das Herz eines 24jährigen Mannes in der Hoffnung überpflanzt worden, daß es weiter jung bleiben würde. Nun aber mußte man zur Kenntnis nehmen, daß auch ein junges Herz rasch den Alterszustand des übrigen Gefäßsystems annimmt, dem es aufgepfropft wird. Einerseits ist es möglich, daß dazu die schweren Belastungen beigetragen haben, denen der Stoffwechsel des Patienten durch die Mittel ausgesetzt wird, die verabreicht werden müssen, um eine Abstoßung zu verhindern. Andererseits bleibt ja die Grundkrankheit, die zur Koronarsklerose geführt hat, bzw. die Arteriosklerose, an der die Patienten leiden, im Prinzip bestehen. Dadurch bedingte atheromatöse Veränderungen an den Gefäßen sieht man selbst in Gefäßprothesen aus Plastik, die man bei Verschlußzuständen von Gefäßen bei der Atheromatose zur Überbrückung einsetzt.

Wir selbst befassen uns tierexperimentell mit der Leber- und Lungentransplantation. Bei keinem dieser Organe konnten bisher befriedigende Ergebnisse von uns erzielt werden, obwohl die Technik, besonders bei der Lunge, keine wesentliche Problematik mehr darstellt. Daher rechnet man heute damit, daß vielleicht in 15 Jahren die Verpflanzung von Organen bei Tieren möglich sein wird.

Unter Umständen läßt sich ein künstliches Herz sogar wesentlich früher verwirklichen. Auch die erste Künstliche Niere ohne aufwendige Technik hat bereits ihre 10000ste Anwendung hinter sich. Das verhältnismäßig kleine, an der Universität Maryland Bethesda/USA entwickelte Gerät kann der Patient zu Hause aufstellen. Der 4,5 kg schwere Apparat kann aus Kunststoff in Großserien hergestellt werden. Der Patient kann das Gerät selbst sterilisieren und eine neue Membran einsetzen. Die Dialyseflüssigkeit wird mittels der Schwerkraft durchgeleitet. Bei 10000 Dialysen traten bis jetzt angeblich keine Schwierigkeiten auf.

Ich möchte vorschlagen, eine Kommission für Transplantation zu gründen, die sich mit diesem Problem intensiv immunologisch und technisch sowie pathophysiologisch befaßt.

MIX
Papier | Fördert gute Waldnutzung
FSC® C083411

Zeitfracht Medien GmbH
Ferdinand-Jühlke-Straße 7
99095 Erfurt, Deutschland
produktsicherheit@kolibri360.de